essentials

essentials liefern aktuelles Wissen in konzentrierter Form. Die Essenz dessen, worauf es als „State-of-the-Art" in der gegenwärtigen Fachdiskussion oder in der Praxis ankommt. *essentials* informieren schnell, unkompliziert und verständlich

- als Einführung in ein aktuelles Thema aus Ihrem Fachgebiet
- als Einstieg in ein für Sie noch unbekanntes Themenfeld
- als Einblick, um zum Thema mitreden zu können

Die Bücher in elektronischer und gedruckter Form bringen das Expertenwissen von Springer-Fachautoren kompakt zur Darstellung. Sie sind besonders für die Nutzung als eBook auf Tablet-PCs, eBook-Readern und Smartphones geeignet. *essentials:* Wissensbausteine aus den Wirtschafts, Sozial- und Geisteswissenschaften, aus Technik und Naturwissenschaften sowie aus Medizin, Psychologie und Gesundheitsberufen. Von renommierten Autoren aller Springer-Verlagsmarken.

Weitere Bände in der Reihe http://www.springer.com/series/13088

Adelheid von Spee

Slow Care – Pflegen ohne Zeitdruck

Perspektiverweiterungen für Pflegende

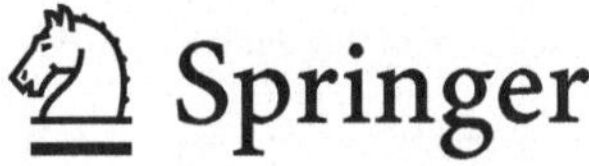 Springer

Adelheid von Spee
Bonn, Nordrhein-Westfalen
Deutschland

ISSN 2197-6708   ISSN 2197-6716   (electronic)
essentials
ISBN 978-3-658-24432-3   ISBN 978-3-658-24433-0   (eBook)
https://doi.org/10.1007/978-3-658-24433-0

Die Deutsche Nationalbibliothek verzeichnet diese Publikation in der Deutschen Nationalbibliografie; detaillierte bibliografische Daten sind im Internet über http://dnb.d-nb.de abrufbar.

Springer ist ein Imprint der eingetragenen Gesellschaft Springer Fachmedien Wiesbaden GmbH und ist ein Teil von Springer Nature
Die Anschrift der Gesellschaft ist: Abraham-Lincoln-Str. 46, 65189 Wiesbaden, Germany

Was Sie in diesem *essential* finden können

- Eine Reflexion des eigenen Zeit- und Pflegeverständnisses
- Gestalten von Subjektbeziehungen in der Pflege
- Sensibilisierung für Zeitdruck durch Sprache
- Selbstpflege durch Selbstempathie

Inhaltsverzeichnis

1   Einleitung..   1

2   Zeit und Geschwindigkeit................................   3
    2.1   An meinem Zeitdruck bin ich beteiligt   4
    2.2   Bewegung und Haltung   5
    2.3   Die Bewegungsgeschwindigkeit bestimmt
          die Wahrnehmung   6
    2.4   Kurzfristig kann ein Mangel beflügeln –
          Wirkung der Notgemeinschaft.......................   7
    2.5   Langeweile-Prävention   8

3   Pflegen auf Augenhöhe 11
    3.1   Empathisch Beziehung gestalten 11
    3.2   Das Leben erzählen 12
    3.3   Wir ticken alle ein bisschen anders 13
    3.4   Trösten 15
    3.5   Jeder Mensch darf ablehnen – Jedes NEIN zählt..... 16
    3.6   Zeit schenken 17

4   Sprache und Zeitdruck................................... 19
    4.1   Es gibt immer eine Lösung 20
    4.2   Positiv-ähnlich übersetzen 22

5 Gut für sich sorgen 27
   5.1 Einfühlsam mit sich selbst umgehen 27
   5.2 Orientierung durch die eigenen Gefühle 28
   5.3 Die eigenen Bedürfnisse kennen 29

6 Slow Care Momente sammeln 35

7 Fazit 37

Literatur 41

Einleitung 1

Verrichten Sie noch oder gestalten Sie schon? Pflegen ohne Zeitdruck geht unter den heutigen Rahmenbedingungen nicht. Täglich jagen Sie durch den verdichteten Pflegealltag und sichern maximal das Überleben. Gleichzeitig gibt es Momente in der täglichen Arbeit, die als sinnvoll erlebt werden. Schenken Sie diesen Slow Care Momenten mehr Aufmerksamkeit und nutzen Sie diese aktiv als Gestaltungsmomente.

Slow Care versteht sich als ein Zeitgeschehen, das Pflege in angemessener Geschwindigkeit anstrebt. Angemessene Pflegegeschwindigkeit ist die Geschwindigkeit, in der alle beteiligten Personen mitgehen können. Sie lässt eine professionelle pflegerische Wahrnehmung und Beobachtung zu. Anstatt einer zeitintensiven verspäteten Schadensbegrenzung werden Veränderungen frühzeitig erkannt und behandelt. Pflege ist stets interaktive Beziehungsarbeit und gibt Raum für wechselseitige Resonanz.

Slow Care folgt dem Impuls, den ständigen Rationierungs- und Beschleunigungsprozessen im Gesundheitswesen etwas entgegen zu setzen. Im Prozess der Ökonomisierung häufen sich die Situationen, in denen Pflegende gegen ihr eigenes Wertesystem arbeiten. Dies macht über längeren Zeitraum krank und gefährdet langfristig die professionelle pflegerische Versorgung der Bevölkerung.

Slow Care greift die Idee der internationalen Slow-Bewegung auf. Es geht darum, sein angemessenes Lebenstempo und seinen Lebensrhythmus zu finden. Slow Care bricht mit der Überzeugung, dass derjenige mehr leistet, der schneller agiert.

Slow Care fordert eine gute, faire, nachhaltige und regionale Pflege. Gut kann Pflege nur sein, wenn die Rahmenbedingungen den professionell Pflegenden eigenverantwortliche Entscheidungs- und Handlungsspielräume lassen. Faire Pflege steht für einen verbindlichen Dienstplan und angemessene Entlohnung. Nachhaltige Pflege berücksichtigt konzeptionell die demografischen Entwicklungen und

© Springer Fachmedien Wiesbaden GmbH, ein Teil von Springer Nature 2019   1
A. von Spee, *Slow Care – Pflegen ohne Zeitdruck*, essentials,
https://doi.org/10.1007/978-3-658-24433-0_1

ist den neuen Technologien gegenüber aufgeschlossen. Die Akteure vor Ort vernetzen sich im Sinne einer regionalen Pflege und stimmen durch gute Verzahnung ihre Angebote, orientiert an den Bedürfnissen der Menschen mit Unterstützungsbedarf, aufeinander ab.

Slow Care ermöglicht das Pflegen in der Zeit anstelle eines Pflegens gegen die Zeit.

Dieses Buch gibt Ihnen Einblick in die Haltung von Slow Care und zeigt, wie Sie mit kleinen Veränderungen eigene Slow Care Potenziale ausbauen können.

Zeit und Geschwindigkeit 2

Zeit gibt den Rahmen vor, in dem gepflegt wird. Zunehmende Arbeitsverdichtung im Pflegealltag lässt oft das Gefühl aufkommen: „Wir haben keine Zeit." Dieses Defiziterleben verführt kompensatorisch zur Erhöhung der Geschwindigkeit. Doch mit zunehmender Geschwindigkeit steigen die Fehlerquoten. Das Bereinigen der Fehler benötigt erneut Zeit. Ein Teufelskreis aktiviert sich. Kraftraubende Zentrifugalkräfte werden ausgelöst. Als Lösung werden seitens der Vorgesetzten oder auch des Qualitätsmanagements eine sinnvolle Priorisierung und zielgerichtetes Zeitmanagement vorgeschlagen. Von der Organisation her betrachtet, ist dies ein durchaus sinnvolles Herangehen. Doch die Mitarbeitenden empfinden dies aus ihrer lebensweltlichen Sicht als Kritik. Sie fühlen sich unverstanden in ihren Bemühungen. Selbstzweifel stellen sich ein. Das eigene Tun wird als sinnentleert erlebt und die eigene Selbstwirksamkeit stark begrenzt. Nicht selten wird diese belastende Situation ungefiltert an die Patienten weitergegeben. Es wird bei den Patienten um Verständnis geworben. Einige solidarisieren sich, andere werden besonders fordernd. Hierdurch kommt es zu einer systemerhaltenden Situation, die auf allen Seiten Unzufriedenheit und Fehleranfälligkeit verursacht. Der Pflegealltag zeigt sich wie ein Hürdenlauf mit Hindernissen. Um die täglichen Hürden nehmen zu können ist eine präzise Geschwindigkeit, ein angemessener Laufrhythmus und ein passgenauer Absprung notwendig. Wird die Geschwindigkeit, der Laufrhythmus oder der Absprung gestört, werden die Hürden zu Hindernissen und Störungen. Es läuft nicht mehr rund und es besteht die Gefahr, für diese Hindernisse die Hürden verantwortlich zu machen.

© Springer Fachmedien Wiesbaden GmbH, ein Teil von Springer Nature 2019
A. von Spee, *Slow Care – Pflegen ohne Zeitdruck,* essentials,
https://doi.org/10.1007/978-3-658-24433-0_2

2.1   An meinem Zeitdruck bin ich beteiligt

Es erweist sich als anspruchsvoll, das Phänomen „Zeit" zu erklären. Gleichzeitig behaupten wir immer wieder sehr sicher: „Keine Zeit zu haben". Wir haben sehr präzise Zeitmesser. Wir können die Zeit genau ablesen. Gleichzeitig erfahren wir im Alltag sehr unterschiedliches Zeiterleben. Eine Stunde kann als sehr lang oder auch als sehr kurz erlebt werden. Dies hängt vom Kontext und von dem ab, was gerade in dieser Zeit geschieht. Die Messbarkeit der Zeit verführt dazu, auch die Inhalte der Zeit messen zu wollen. Aristoteles beschreibt in seiner Physik Kap. 13 den Inhalt der Zeit mit den Worten: „In der Zeit geschieht alles Entstehen und Vergehen." Entstehen und Vergehen sind die Eckpfeiler von allem Leben. Sie skizzieren Endlichkeit. Somit beinhaltet Zeit Leben. Konsequent weiter gedacht lässt sich die Aussage „Ich habe keine Zeit" mit „Ich habe kein Leben" übersetzen. Hierdurch erfährt Zeitmangel eine existenzielle Dimension, die nicht durch Geschwindigkeit kompensiert werden kann. Der Zeitdruck entsteht durch die Fülle der Anforderungen, die alle gleichzeitig in einem vorgegebenen Zeitkorridor zu bewältigen sind. Es stellt sich das Gefühl ein: „Die Zeit sitzt mir im Nacken." So lange ich die Anforderungen für handhabbar und zu bewältigen halte, kann ich mit dem Zeitdruck umgehen. In dem Moment, wo der Zeitkorridor kleiner ausfällt als das zu erledigende Anforderungsprofil, steigt der Druck physiologisch. Diesen kann ich bedingt durch bewusste Rationierungen und Delegationen reduzieren. Denn die Dehnbarkeit der Zeit ist sehr begrenzt. Es geht um die Balance zwischen: „Ich bestimme meine Zeit und meine Zeit bestimmt mich." Nicht zuletzt durch die Einführung des Qualitätsmanagements im Gesundheitswesen hat das prozessorientierte Arbeiten den Pflegealltag erreicht. Prozesse sind durch aufeinanderfolgende Prozessschritte gekennzeichnet und nicht durch Verrichtungen. Verrichtungen sind abgeschlossene Handlungen mit klar definiertem Anfang und Ende. Somit stellt sich nach Beendigung einer Verrichtung das Gefühl ein, fertig zu sein und alles erledigt zu haben. Man kann mit einem guten Gefühl nach Hause gehen. Prozesse sind fortlaufend und nur einzelne Prozessschritte können abgeschlossen werden. Dies kann Menschen, die eher verrichtungsorientiert arbeiten, sehr unzufrieden machen, da sie stets das Gefühl haben, nicht fertig geworden zu sein. Anstatt die erreichten Prozessschritte zu sehen und die offenen Prozessschritte an die nächste verantwortliche Schicht zu übergeben, bleiben sie länger und versuchen, sich hierdurch dem Gefühl, die Arbeit vollständig erledigt zu haben, zu nähern. Das Unerledigte wird dem Zeitmangel angelastet und nicht der veränderten prozessorientierten Arbeitsorganisation. Häufen sich die Situationen, in denen das Gefühl vorherrscht, die eigene Arbeit wieder unerledigt zurückzulassen, führt dies zu Unzufriedenheit und Erschöpfung. Sätze wie „Früher hatte ich noch Zeit für die Patienten, da konnte ich meine Arbeit richtig machen" drücken den inneren Konflikt der Arbeit gegen das eigene Wertesystem aus. Diesen Konflikt gilt es sehr ernst zu nehmen und zu benennen. Er kann im Team aufgegriffen werden, indem zunächst kritisch die jeweiligen beruflichen Werte formuliert und diskutiert werden. Im zweiten Schritt lohnt es, sich über die geltenden beruflichen Werte zu verständigen. Hierdurch kann jedes Teammitglied für sich überprüfen, ob es bei diesen geltenden Werten mitgehen kann oder welche Veränderung notwendig ist, um wertekonform arbeiten zu können. Grundsätzlich lohnt mitzudenken, dass selten früher alles besser war. Der regressive Rückblick auf die Vergangenheit hat oft die selbstregulierende Funktion, in verunsichernden Situationen ein Gefühl von innerer Sicherheit herzustellen. Dies gelingt, da das Vergangene bereits bewältigt ist und sich rückblickend zu einer möglichen Erfolgsgeschichte entwickelt. Hier befinden wir uns in steter Deutung und Bewegung.

2.2 Bewegung und Haltung

Bewegung ist die komplexe Fähigkeit, die Körperlage kontrolliert zu verändern, ohne umzufallen. Ein Wechselspiel zahlreicher Systeme ermöglicht es, uns sicher zu bewegen. Zu diesen zählen das Sehvermögen, das Nerven- und Herz-Kreislauf-System, das Gleichgewichtsorgan sowie die Steuerung von Skelett und Muskulatur. Diese Systeme stehen in enger Beziehung zur Umwelt und Mitwelt.

Die Augen informieren über die sichtbare Umgebung. Durch sie erfahren wir das Ausmaß unseres Bewegungsraumes, erkennen Hindernisse, können Entfernungen abmessen und erkunden das Terrain, auf dem wir uns bewegen. Das Nervensystem leitet und kontrolliert die Informationen für die Bewegungsausführungen. Sinneszellen, besonders an den Füßen, ermitteln die Druckverhältnisse und Gelenkstellungen. Sie ermöglichen uns, auf unebenen oder steinigen Wegen zu laufen, ohne die Balance zu verlieren. Sinneszellen an den Muskeln und Gelenken geben Auskünfte über die Stellung und Bewegung des Körpers. Das Gleichgewichtsorgan im Innenohr steuert die Positionierung im Raum. Das Herz-Kreislaufsystem reguliert den Puls und den Blutdruck und ist für die Ausdauer und Organleistung verantwortlich. Die Knochen und Gelenke geben dem Körper Halt und Stabilität. Die Muskeln bestimmen den Bewegungsradius sowie die Genauigkeit und Schnelligkeit der Bewegungen. Außerdem sind sie für die Kraft und die Koordination zuständig. Über Bewegung spüren wir Menschen uns selbst. Mangelnde Bewegung reduziert unsere Selbstwahrnehmung.

Äußere Bewegung geht einher mit der inneren Bewegung. Wenn unsere Muskeln arbeiten, haben unsere Gedanken freien Lauf. Unsere Haltung zeigt sich in unserem Bewegtsein. Auch dies gilt sowohl für das äußere wie das innere Bewegtsein. Unser Antrieb und unsere Motivation benötigen einen Bewegungsraum und einen Bewegungsgrund. Nur im Zusammenspiel beider sind wir motiviert. Folglich lohnt es, bei der Wahrnehmung hinreichend motiviert zu sein und zu reflektieren, ob es an den Bewegungsräumen oder an den Bewegungsgründen liegt. Bewegungsräume sind sowohl Arbeitsumgebungen als auch Denkräume. Bewegungsgründe nähren sich von Sinnhaftigkeit. Sobald es gelingt, Situationen oder dem eigenen Handeln einen Sinn zu geben, wächst das Gefühl der Selbstwirksamkeit. Hierdurch stellt sich Freude ein. Auch in sehr belastenden Situationen lohnt es, für Ausgleich durch Bewegung zu sorgen. Es kann ein Spaziergang sein, Gartentätigkeit, Radfahren oder auch Laubharken. Ebenso kann für die innere Bewegung ein Treffen mit Freunden, das Lesen eines anregenden Buches oder ein Chorbesuch animierend sein. Selbst nach längeren Phasen der Unbeweglichkeit oder Bewegungsreduktion können Sie jeden Tag neu starten mit Ihrem persönlichen Bewegungsprogramm. Ihre Kondition nimmt zu, der Schlaf wird erholsamer und Ihre allgemeine Lebensfreude wächst. Sehr rasch bemerken Sie eine Verbesserung Ihrer Beweglichkeit sowohl im Denken als auch im Gehen.

2.3   Die Bewegungsgeschwindigkeit bestimmt die Wahrnehmung

Die Bewegungsgeschwindigkeit steht im direkten Zusammenhang mit der pflegerischen Wahrnehmung. Die Bewegungsgeschwindigkeit der Pflegenden ist sehr hoch. Lange Flure werden im schnellen Tempo genommen. Rasches Betreten eines Zimmers, kurz eine Information geben und schon geht es weiter. Die zahlreichen Tätigkeiten werden mit „mal eben muss ich noch…" eingeleitet. Durch Geschwindigkeit wird versucht, die in den letzten Jahren zunehmende Arbeitsverdichtung zu kompensieren. Als Pflegeperson bemerkt man dieses Tempo oft gar nicht. Es gilt als normal, da ja sonst die Arbeit nicht zu schaffen sei. Immer häufiger werden Joggingschuhe zu Arbeitsschuhen. Je schneller wir sind, desto weniger Details nehmen wir wahr. Versuchen Sie mal, bei Tempo 140 km/h auf der Autobahn eine präzise Landschaftsbeschreibung zu erstellen. Vergleichbar beeinflusst unsere Laufgeschwindigkeit im Pflegealltag die pflegerische Wahrnehmung und Krankenbeobachtung. Hierdurch können Frühsymptome übersehen werden und es häufen sich zeitintensive nachträgliche Schadensbegrenzungen. Beispielsweise kann eine kleine Wasserlache auf dem Boden zur folgenschweren Sturzfalle werden. Durch den „StationsabLauf", das rasche Vorbeieilen der Pflegenden fühlen sich besonders Menschen mit einer verzögerten Ausdruckfähigkeit (z. B. Menschen mit Seh- oder Hörbeeinträchtigungen, Menschen mit kognitiven Auffälligkeiten u. a.) überrannt und nicht gesehen. Ihre Belange bleiben außen vor. Zwei Welten von Geschwindigkeit treffen aufeinander und verunsichern. Ihre Blicke suchen ängstlich dem raschen Treiben zu folgen. Die durch das Arbeitstempo ausgelösten Verunsicherungen bei den Patienten werden als störend erlebt und oft den Patienten selbst angelastet. Unruhe entsteht, da die AbLäufe von außen nicht nachvollziehbar sind. Jedoch, um das Arbeitstempo halten zu können, kommt es zu Ruhigstellungen. Die pflegerische Kunst liegt darin, eine Geschwindigkeit zu finden, der seitens der Patienten gefolgt werden kann und die professionelle pflegerische Wahrnehmung und Beobachtung zulässt. Bildlich zeigt sich dies durch einen Wechsel vom „StationsabLauf" zum „StationsSpaziergang". Es entspricht der von aktuellen Zeitforschern empfohlenen alten asiatischen Lebensweisheit „Wenn du es eilig hast, gehe langsam" (vgl. Seiwert, L. 2008). Sehr deutlich wird dies in kritischen Notfallsituationen, in denen die herbeigerufenen Notfallhelfer mit zielstrebigem Gang aber nie laufend kommen.

Das wechselseitige Einschwingen auf eine Geschwindigkeit geschieht auch im Gespräch, wenn wir das Gefühl haben, „es stimmt zwischen uns", wir verstehen uns auf Anhieb. Durch Atempausen gliedern wir unsere Gedanken. Kurzes Innehalten vor Rückfragen zielt stets darauf, eine gemeinsame Geschwindigkeit zu erlangen und Verstehen herzustellen. In diesem Zusammenhang ist der Gedanke des Taktgefühls als soziale Kompetenz neu zu denken. Im Gespräch schwingen wir uns aufeinander ein und sind bestrebt unserer inneren Resonanz zu folgen. Sprechen wir mit ängstlichen oder gestressten Menschen zu schnell, überfahren wir sie mit dem Redeschwall und steigern ihre Not.

2.4   Kurzfristig kann ein Mangel beflügeln – Wirkung der Notgemeinschaft

Ein Schüler schildert als seinen „Slow Care Moment" folgende Situation: „In meinem letzten Einsatz haben sich am Morgen drei Vollkräfte krankgemeldet. Obwohl wir damit unterbesetzt waren, blieben alle Kollegen ruhig und die Arbeit klappte besser als sonst!".

Jeder Pflegende hat bereits erlebt, dass ein Arbeitstag in reduzierter Besetzung durch plötzliche Krankheitsausfälle richtig Spaß und Freude gemacht hat. Am Ende dieses Dienstes zeigt sich große Zufriedenheit trotz Erschöpfung. Was ist geschehen? Hier greift das Prinzip der Notgemeinschaft (vgl. Hüther 2011, S. 22).

Gemeinsam meistert man die Arbeit, Not schweißt zusammen. Es geht Hand in Hand. Die Selbstwirksamkeit und soziale Anerkennung ist sehr hoch. „Wir haben es geschafft." Doch darf die Not nicht zum Alltag werden. Denn die Mobilisation zusätzlicher Kraftreserven ist nur kurzfristig möglich. Dauerhaft erschöpft sie und macht krank. Daher ist es für ein Team hilfreich zu wissen, dass es Ausnahmesituationen kurzfristig bewältigen kann, aber nicht täglich muss. Nach einer Phase von extrem hoher Arbeitsverdichtung zeigt sich im Alltag, wenn das Pensum nachlässt, oft die Situation, dass das reduzierte Pensum kaum geschafft wird. Dies wirkt paradox, ist es aber nicht. Bekanntlich bedarf es nach einer Phase hoher Anspannung einer Regenerationsphase zur Reflexion und zum Aufbau neuer Kraft. Denn in extrem verdichteten Arbeitsphasen bleibt das Reflektieren auf der Strecke. Das Handeln dominiert das Denkvermögen nach dem Motto: „Einfach machen und hoffen, dass es gut wird." Die der Not geschuldete Teamleistung löst nur kurzfristig ein erhöhtes Zusammengehörigkeitsgefühl aus. Sobald der Engpass überwunden ist, zeigen sich wieder die teils gegenläufigen Bedürfnisse. Daher sollten Notsituationen nicht irrtümlich zur Teambildung missbraucht werden.

2.5   Langeweile-Prävention

Der Duden definiert Langeweile „als unangenehm, lästig empfundenes Gefühl des Nicht-ausgefüllt-Seins, der Eintönigkeit, Ödheit, das aus Mangel an Abwechslung, Anregung, Unterhaltung, an interessanter, reizvoller Beschäftigung entsteht". Das Phänomen der Langeweile bei den zu Pflegenden wird seitens der Pflegenden wenig wahrgenommen. Denn sie sind so eingespannt, dass Langeweile von ihnen als eine entlastende Oase ersehnt wird. Dies zeigt sich durch den oft zu hörenden Satz „Ach, ruhen Sie sich mal aus." Patienten oder Bewohner, die täglich 24 h Zeit zum sich Ausruhen haben, verlieren den Genuss daran. Ihnen wird langweilig. Besteht die Fähigkeit, sich zu beschäftigen, aktiv zu sein, kann die Langeweile kompensiert werden. Fehlt diese Fähigkeit, kann Langeweile zu einem Pflegeproblem werden. Denn Langeweile ist keine Bagatelle, die zur Privatsache des Patienten erklärt werden kann, sondern sie ist ein ernst zu nehmendes Symptom, welches Handeln fordert. Es besteht die Gefahr des Rückzugs oder die Gefahr der Selbstüberschätzung und Selbstschädigung. Je sensibler Langeweile als Symptom seitens der Pflegenden wahrgenommen wird, desto eher kann die Negativspirale Richtung destruktiven Verhaltens durchbrochen werden. Es muss nicht erst aus Langeweile beispielsweise dauergeklingelt, Desinfektionslösung getrunken oder der Schrank des Mitpatienten ausgeräumt werden. Im Aktiv- und Beschäftigtsein spüren wir Menschen uns. Wir erhalten Resonanz und erfahren Teilhabe. Bei der Beschäftigung ist es wichtig, dass diese von demjenigen, der beschäftigt wird, als sinnvoll erlebt wird. Die geringste Form der Beschäftigung ist das Dabeisein. Oftmals findet Langeweile-Prävention bereits statt, indem ein Patient mit zur Übergabe ins Dienstzimmer genommen wird oder in die Stationsküche. Durch einen sensiblen Umgang mit Langeweile kann nicht selten eskalierendes Verhalten vermieden werden. Denn Langeweile kann bei Menschen dazu führen, sich selbst zu verlieren. Durch fehlende Anforderung und Resonanz schwindet die Orientierung und ein Zustand der Selbstvergessenheit stellt sich ein. Um diesem Zustand zu entkommen, verfällt der gelangweilte Mensch in regressives Verhalten. Hierdurch versucht er, selbstheilend zu sich selbst zu finden und wieder ein sicheres Gefühl zu erlangen. Nicht selten ist dieses als konstruktiv initiierte regressive Verhalten eher destruktiv und kann aufwendige Schadensbehebung nach sich ziehen. Es lohnt, das Phänomen Langeweile ernst zu nehmen, Wartephasen zu gestalten, um dem Patienten Sicherheit zu geben und ihn davor zu bewahren, sich verloren zu fühlen. Aktivierendes Begleiten sowie jede Betreuungsintervention hat zum Ziel, Geborgenheit, Vertrautheit und Sicherheit zu geben. Es geht darum, die senso-motorischen und kognitiven Fähigkeiten zu verbessern und die Selbstwahrnehmung zu verfeinern. Bei Unruhe ist Ruhe angezeigt, bei Passivität Aktivierung und bei Anspannung Entspannung. Langeweile-Prävention zielt darauf, das Befinden des Patienten positiv zu stimmen und Eigeninitiative und Offenheit zu erreichen. Wichtig ist es, sensibel für die Impulse des Patienten zu sein, diese aufzugreifen und daraus sinnvolles Handeln erlebbar zu machen. Die Langeweile -Prävention ist eine interdisziplinäre Aufgabe. Durch vorausschauende Absprachen können Wartezeiten oder auch langer Leerlauf verhindert werden. Die verschiedenen Aktivitäten können über den Tag verteilt werden, um Anspannung – Entspannung als auch Ruhe und Aktivität zu rhythmisieren. Hierzu ist es hilfreich, aus der Perspektive des Patienten oder Bewohners die Tagesstruktur anzuschauen und bezüglich der Balance zwischen Aktivität und Ruhe zu beurteilen. Der Perspektivwechsel ist notwendig, da die Lebenswelt des Patienten oder des Bewohners sich deutlich von der Erlebenswelt der Pflegenden unterscheidet.

Hierzu ist es hilfreich, ein Aktivitäts-Ruheprofil mit der Aktivitätsuhr (s. Abb. 2.1) zu erstellen.

Zur Ermittlung des Aktivitäts-Ruheprofils Ihres Patienten oder Bewohners füllen Sie diese Aktivitätsuhr aus. Jedes Feld steht für zwei Stunden. Starten Sie auf der 6 und füllen Sie die Uhr im Uhrzeiger-Sinn aus. Rot steht für Ruhe, Orange für geringe Aktivität und Grün für aktive Zeit. Die Einschätzung sollte idealerweise mit dem Patienten oder Bewohner gemeinsam erfolgen, da Aktivsein sehr subjektiv eingeschätzt wird.

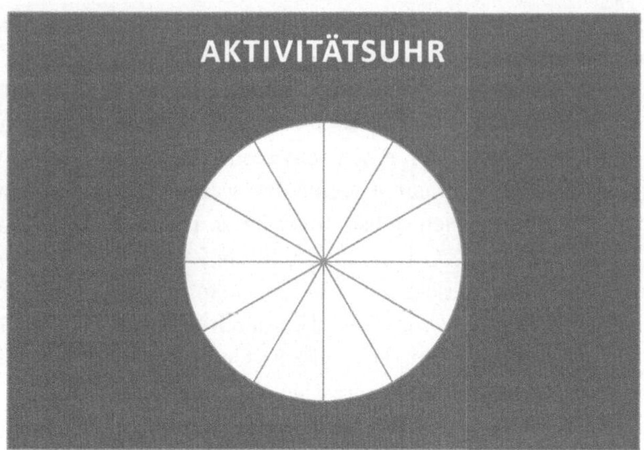

Abb. 2.1 Aktivitätsuhr. (Quelle: Eigene Darstellung)

Eine ausgewogene Aktivität am Tag wirkt sich positiv auf den Schlafrhythmus aus. Somit sollte bei nachtaktiven Patienten stets überprüft werden, wie aktiv die Tagesgestaltung aussieht. Hier hilft es oft, im Zeitfenster zwischen 16:00 und 18:00 Uhr, ggf. unter Einbeziehung der Angehörigen, für aktive Stunden zu sorgen. Wird in dieser Zeit geschlafen, verlagert sich das Aktivsein in die Nachtstunden.

Pflegen auf Augenhöhe 3

In der Pflege gestalten wir unsere Pflegebeziehungen durch ein passgenaues Maß von Distanz und Nähe. Passgenau sind die Nähe und Distanz immer dann, wenn sie für alle Beteiligten an der Beziehung stimmig erlebt werden. Distanz kann Schutz geben und Unsicherheit verbergen und Nähe gibt Geborgenheit. Jeder Mensch hat ein anderes Bedürfnis nach Nähe und Distanz. Daher lohnt es, die Pflegebeziehung auf der Basis eines doppelten Expertentums aufzubauen. Denn der Patient/Bewohner ist Experte für seine Bedürfnisse und seine Lebensgeschichte und die Pflegeperson ist Experte für das pflegerische Können. Der Beziehungsaufbau auf der Ebene eines doppelten Expertentums ist zeitsparend, da das gemeinsame Tun ausgehandelt wird und falsche Zuschreibungen und Erwartungen verhindert werden. Eine gelingende Beziehung ist Gewinn für alle Beteiligten. Sie ermöglicht, wie das folgende Beispiel eines Slow Care Momentes einer Pflegefachperson zeigt, Verstehen, gibt Sicherheit und nimmt Ängste.

> In meiner Frühschicht habe ich einen bettlägerigen Patienten versorgt, der aufgrund von rheumatischer Arthritis unter starken Schmerzen litt bei jeder Bewegung. Ich habe mir die Zeit genommen, ihn so viel er konnte selbstständig machen zu lassen, er konnte sogar sich selbst auf die Seite drehen, was er vorher bei den Kollegen nicht konnte. Plötzlich brach der Patient in Tränen aus und meinte, ich sei die einzige, bei der er keine Angst habe, wenn ich den Raum betrete.

3.1 Empathisch Beziehung gestalten

Die professionelle pflegerische Haltung des Miteinanders gründet auf Empathie. Denn nur durch Empathie ist es möglich, fair und gut zu pflegen. Laut der Psychotherapeutin Fritsch wird es durch Empathie möglich: „…mit einer

© Springer Fachmedien Wiesbaden GmbH, ein Teil von Springer Nature 2019   11
A. von Spee, *Slow Care – Pflegen ohne Zeitdruck,* essentials,
https://doi.org/10.1007/978-3-658-24433-0_3

unvoreingenommenen offenen Haltung durch die Worte von Menschen hindurchzuhören und durch ihr Verhalten hindurchzuschauen. Sie befähigt dazu, das Vordergründige zu durchdringen, um zur lebenspulsierenden Essenz vorzustoßen. Mitten ins Herz." (2012, S. 9). Sie führt weiter aus: „Empathie erfasst, welche Sehnsucht einen Menschen dazu drängt, zu handeln, ungeachtet dessen, wie er seine Sehnsucht umzusetzen versucht. Empathie ist die Suche danach, was den anderen bewegt: Was sind seine Schmerzen, was seine Freuden? Und bei allen Fragen, bei aller Suche gibt es keinerlei Verurteilung oder Ablehnung, sondern tiefes Verständnis und Mitgefühl." Eine empathische Pflegehaltung schützt uns vor voreiligen Vorurteilen oder Verurteilungen, die eine Pflege auf Augenhöhe unmöglich machen. Die Subjektbeziehung, die den Patienten oder Bewohner als ein gleichwertiges Gegenüber sieht, ermöglicht auf kurzem Wege passgenaue und individuelle Lösungen. Viel Zeit braucht es, wenn ich eine Person von etwas überzeugen will, was ich als Pflegende möglicherweise für den einzigen Weg halte, was aber für den Patienten oder Bewohner unvorstellbar ist. Anstatt kraftraubende Überzeugungsarbeit zu leisten, empfiehlt sich hier, beratend herauszuarbeiten, was für den Patienten bzw. Bewohner vorstellbar sei. Begriffe oder Urteile wie „non-compliant" oder „beratungsresistent" missachten die Expertise des Patienten oder Bewohners für sich selbst und erstellen ein ungleiches Machtverhältnis. Dieses verhindert eine empathische Pflegebeziehung. Lassen Sie sich vom Patienten oder Bewohner das Leben erzählen.

3.2   Das Leben erzählen

Wir Menschen erzählen gern. In diesem Erzählen teile ich mich mit. Ich entwerfe ein Bild von mir, wie ich mich sehe oder wie ich gern gesehen werden möchte. Subjektive Eindrücke schwingen mit und veräußern die jeweilige Innensicht. Unsere erzählten Geschichten fördern Selbstvertrauen und Vertrauen zu anderen. Sie sind weit mehr als nur eine Sammlung von Informationen und Fakten. Im Erzählten zeigen sich Einschätzungen, Potenziale und Ressourcen, die für das Miteinander auf Augenhöhe zentral sind. Erzählungen variieren je nach Zuhörer. Gleichzeitig entnimmt jeder Zuhörende auch dem Erzählten unterschiedliche Inhalte oder Gewichtungen. Um Menschen ins selbststärkende Erzählen zu bringen, benötigt es Aufmerksamkeit und Interesse am anderen. Es bedarf der inneren Haltung, dass jeder Mensch etwas zu erzählen hat. Selbst bei sehr begrenztem Zeitumfang wirken das Erzählen und die Erzählung für den Erzähler und den Zuhörer stärkend. Für einen Augenblick wird Leben geteilt. Es entsteht eine Subjekt-Beziehung, die zu einer wechselseitigen Würdigung der Person beiträgt. In den erzählten Geschichten zeigt sich die Vielfalt der Möglichkeiten Lebenslagen wahrzunehmen.

3.3   Wir ticken alle ein bisschen anders

In der Pflege ergeben sich zahlreiche Situationen, in denen es nicht um ein objektiv richtiges oder falsches Handeln geht. In diesen Situationen stehen kaum verlässliche Messdaten zur Verfügung, da sich der Mensch als Person nicht ausschließlich durch Messwerte erfassen lässt. Nur durch ein annäherndes Verstehen gelingt es situativ passgenau zu handeln. Dieses annähernde Verstehen ermöglicht die Hermeneutik. Das griechische Wort Hermeneutik (hermeneúein = aussagen, auslegen, übersetzen) steht für die Kunst der Auslegung und der Deutung. Sie ist eine Technik des Verstehens und Verstehen-Könnens. Laut der Pflegewissenschaftlerin Ertl-Schmuck ist das Handeln in den Berufsfeldern Pflege und Gesundheit im hermeneutischen Verständnis keine Anwendung von Regeln, „sondern eine Fähigkeit des Verstehens, der Interpretation der Lebenswirklichkeit in der Zeit". (Vergangenheit-Gegenwart-Zukunft) Dabei wird die Erfassung der Lebenswelt „über das Erleben, den Ausdruck und das Verstehen vermittelt (nach Dilthey) Diese Vermittlung geschieht in erster Linie über die Sprache als Ausdruck des Erlebens und des objektiven Geistes (Tschamler 1983, S. 33)" (Ertl-Schmuck 2015, S. 62) Hermeneutisches Verstehen in der Pflege berücksichtigt die Person in ihrem Kontext. Es gilt, der Person genau zuzuhören und ein subjektives Erleben zuzugestehen. Die individuelle Lebenswelt gilt es zu erkennen und im Handeln maßgeblich zu berücksichtigen. Um dies zu können ist es notwendig, die eigene Lebenswelt mit den eigenen Werten als nur eine Möglichkeit von Lebenswelt zu begreifen und neugierig für mögliche andere Lebenswelten mit anderen Werten zu bleiben. Hierdurch ergeben sich Deutungsspielräume (d. h. hermeneutische Differenzen), die nur durch ein annäherndes Verstehen deutbar sind. Beispielsweise bedeutet Lebensqualität für jeden Menschen etwas anderes. Für einen Menschen in existenzieller Bedrohung durch Kälte und Hunger ist eine heiße Suppe mit einem Stück Brot möglicherweise lebensrettendes Highlight. Wird die heiße Suppe mit einem Stück Brot einer Person angeboten, die gerade gefrühstückt hat, so wird diese die Suppe als Belastung ablehnen. Die Hermeneutik betont die Geschichtlichkeit des Menschen in seiner Lebenswelt und analysiert die Bedingungen von (Lebens-)Äußerungen des Menschen (z. B. Kultur, Werte) im Ganzen seiner Welt. Es geht nicht darum, diese Welt im Sinne eines Ursachen-Wirkungsprinzips erklärbar zu machen, sondern aus sich heraus zu verstehen. Es geht darum, den enthaltenen Sinn bzw. die Bedeutung für die Person zu erfassen. Der Sinn soll aus dem zu Verstehenden herausgelesen werden und nicht in das zu Verstehende hineingeschrieben werden.

Übersicht
Hermeneutisches Verstehen stellt folgende drei Fragen, um das Gesagte in
einen Kontext zu stellen:

- Was verbindet den „Sprecher" mit dem „Zuhörenden"?
- Was will der „Sprecher" mit seinem Verhalten oder mit dem Gesagten
  ausdrücken? Wofür steht es?
- Was will der Sprecher mit seinem Verhalten und seinem Gesagten
  erreichen?

Beispielsweise äußert eine Pflegefachperson immer, wenn die Pflegedienstleitung
auf der Station zu sehen ist: „Wir haben so viel zu tun, das ist kaum zu schaffen." Die sprechende Pflegefachperson verbindet mit der zuhörenden Pflegedienstleitung ein Vorgesetztenverhältnis. Die Pflegedienstleitung fragt sich jetzt,
was will die Mitarbeiterin mir mit der wiederholten Information über den kaum
leistbaren Arbeitsaufwand sagen, wofür steht es? Hier wäre es möglich, dass die
Mitarbeiterin sich seitens der Leitung nicht in ihrem Engagement gesehen oder
wertgeschätzt fühlt. Es könnte auch sein, dass die Situation nicht mehr halt-
bar ist und klarer Handlungsbedarf seitens der Leitung besteht. Jetzt fragt sich
die Pflegedienstleitung, was die Mitarbeiterin mit ihrer Hartnäckigkeit und dem
Gesagten erreichen möchte. Dies kann Aufmerksamkeit sein, dies kann die Ver-
hinderung von gefährlicher Pflege sein oder auch ein Hinweis, dass das Team
kurz vor dem Implodieren steht. Erst durch das Abwägen mehrerer Deutungs-
möglichkeiten im gemeinsamen Gespräch kann angemessen auf die Situation
reagiert werden. Es ist sehr hilfreich, sich als Grundhaltung anzugewöhnen
davon auszugehen, dass der Sprecher nicht in schädigender Absicht, sondern in
bedürftiger oder gar unterstützender Intention spricht.

In seinem integrativen therapeutischen Ansatz gliedert der Neuro-
wissenschaftler und Psychotherapeut H.G. Petzold das hermeneutische Verstehen spiralförmig in vier Schritte (vgl. Petzold, H.G. 2005). Diese vier Schritte
(s. Tab. 3.1) stammen aus dem tieferen Verstehen im therapeutischen Kontext,
sind aber auch hilfreich im bewussten Verstehen in Alltagssituationen. Im ersten
Schritt wird das Phänomen wahrgenommen, dann wird dieses im zweiten Schritt
erfasst. Im dritten Schritt wird das Phänomen verstanden und im vierten Schritt
erklärt. Diese viergliedrige Vorgehensweise schützt vor übereilten Urteilen und
geht davon aus, dass das beobachtete Phänomen eine eigene Lebensäußerung der
Person ist und damit einer individuellen Deutung bedarf.

Tab. 3.1 Anwendung des integrativen therapeutischen Ansatzes nach Petzold (2005) auf ein Praxisbeispiel

Wahrnehmen	Erfassen	Verstehen	Erklären
Patient/Bewohner geht sehr zögerlich über den Flur	Patient/Bewohner sagt sich bei jedem Schritt leise „jetzt den Fuß vor."	*Vorwissen:* Sie wissen, dass der Patient/Bewohner vierzig Jahre als Physiotherapeut in der Neurologie gearbeitet hat	Patient/Bewohner stabilisiert seinen Gang selbstständig durch das Abrufen des jeweiligen Fußes

3.4 Trösten

Trost ist Zuwendung zum Menschen. Zuwendung ist hier wörtlich zu verstehen. Im Trost wenden wir uns der zu tröstenden Person zu. Wir halten inne und richten unsere Aufmerksamkeit auf die zu tröstende Person. Hierdurch kann sie sich als Einheit wahrnehmen in Situationen, in denen durch Schmerz, Trauer, Leid, Einsamkeit die Gefahr des sich Verlierens besteht. Trost fördert die Selbstvergewisserung und gibt Halt. Somit kann Trost durch Gesten oder auch Worte erfolgen. Tröstliche Gesten sind das Anhalten, das Handhalten, das Rückenhalten. In dem Gehaltenwerden erfährt sich der zu tröstende Mensch in seiner Gesamtheit und kann sich stabilisieren, Stabilisierung durch Halt annehmen und sich gehalten fühlen. Auch Worte können Halt geben, sofern sie den zu Tröstenden ansprechen. Trost gibt für den Augenblick eine Zukunft. Trost zeigt Auswege in ausweglosen Situationen. Im Trost gestalten wir einen Gleichklang zwischen zwei Menschen und gestehen zu, so sein zu dürfen. Trost ist frei von Erwartungen, es geht um pures Dasein und um das Teilen eines Augenblicks. In diesem Teilen liegt das Verbindende. Gut verbunden können wir Menschen auch als sehr schwierig erlebte Situationen bewältigen. Besonders fremde Situationen können uns in die Lage innerer Verzweiflung bringen. Dies sind Situationen der Sprachlosigkeit und des Ausgeliefertseins. Jetzt das passende Wort oder die tröstende Geste gibt Sicherheit und Zukunft. In der Verzweiflung geht das Gefühl, dass es auch ein Danach gibt, verloren. Der Augenblick überwältigt und füllt die ganze Gegenwart. Er erdrückt die Selbstwirksamkeit und fördert Regression. Zufluchtsorte sind notwendig, um zum nächsten Schritt zu finden: Handreichungen und Zuspruch geben. So können für einen Seitenschläfer die ersten Nächte nach einer Hüft-OP zur Tortur werden, da die passende Schlafposition nicht eingenommen werden kann. Gleichzeitig fehlt eine Alternative. Der betroffene Patient verzweifelt an dieser Situation, die Schlaflosigkeit unterstützt diesen Zustand. Kommt jetzt eine Pflegende oder

Pflegender ins Zimmer und fragt: „Brauchen Sie noch was?" wird die Antwort „Nein" lauten. In der dritten durchwachten Nacht wird die Frage dann sehr genervt und aggressiv oder frustriert mit „Sie können mir da eh nicht helfen" beantwortet. Verlässt die Pflegeperson jetzt den Raum, da sie die Antwort auf dem Appell-Ohr gehört hat, wächst die Verzweiflung bei dem Patienten ins Unermessliche. Gelingt es hinter den Satz zu hören und zu fragen: „Wo kann ich Ihnen eh nicht helfen?" kann sich ein Gespräch anschließen und mit kleinen Lagerungshilfen eine Nachtruhe ermöglicht werden. Vielleicht hilft es auch, dass überhaupt Gehör geschenkt wird und vernommen wird, dass die Patientin schlecht schläft. Seitens des Patienten wird ein Nicht-Schlafen-Können oft als Bagatelle eingeschätzt, mit der man allein zurechtkommen wird. Seitens der Pflegeperson wird davon ausgegangen, dass sich die Patienten schon melden, wenn sie nicht schlafen können. Oft bringen ein kurzes Gespräch und Verständnis für die schwierige Situation bereits eine Linderung. Es geht darum, die Person in ihrer Vollständigkeit zu sehen und nicht als Teil eines Organismus oder gar als Objekt zu betrachten. Wir möchten als Subjekt in unserer jeweiligen Einzigartigkeit wahrgenommen werden. Dies gibt uns Trost. Trost ist eine menschliche Zuwendung, die uns in Situationen innerer Zerrissenheit wieder ganz werden lässt. Das Erleben von Situationen als innere Zerrissenheit ist sehr individuell und kann nur von der betroffenen Person selbst identifiziert werden. Die individuelle Bewertung der jeweiligen Situationen steht ausschließlich der betroffenen Person selbst zu. Von außen kann nicht gewichtet werden, „das ist doch nicht so schlimm, das ist doch viel schlimmer". Trostversuche mit dem Aufzeigen von anderen, schlimmeren Situationen sind eine Missachtung der betroffenen Person. Das selbsterlebte Leid ist nicht aufwiegbar mit dem Leid eines Anderen.

3.5   Jeder Mensch darf ablehnen – Jedes NEIN zählt

Pflegebeziehungen bergen die Gefahr asymmetrisch zu verlaufen, da sie unausgewogen sind im Nehmen und Geben. Die Person mit Unterstützungsbedarf gelangt in eine Nehmerrolle und die unterstützende Person in die Geberrolle. Auch wenn die zu unterstützende Person auf die Hilfe angewiesen ist, kann es eine Herausforderung für sie sein, diese Unterstützung anzunehmen. Denn jedes Annehmen von Hilfe beinhaltet das Eingeständnis, etwas nicht mehr oder nicht mehr so gut zu können. Es kann als ein Offenbarungseid der „Selbstständigkeitsliquidität" erlebt werden. Besonders sehr autonomen Menschen fällt es schwer, Unterstützung anzunehmen, da sie ihre Autonomie bedroht sehen. Jedes „Nein" sollte als ein „noch nicht" übersetzt werden. Hierdurch gestehe ich dem Gegenüber zu, den Zeitpunkt und den Umfang der Unterstützung selbst zu wählen (vgl. Prior 2009, S. 44–47). Außer bei drohender Selbst- oder Fremdgefährdung lohnt es, die Zeit für ein „noch nicht" einzuräumen und somit handlungsfähig zu bleiben. Jeder Mensch ist Experte für sich selbst und hat ein Recht, in eigener Geschwindigkeiten Entscheidungen zu treffen und Unterstützung zuzulassen. Hierdurch können zeitraubende Widerstände und destruktive Überzeugungs- und Überredungsaktivitäten reduziert werden. Die professionell Pflegenden mögen aus ihrer professionellen Expertise die Notwendigkeit für ihr geplantes Handeln plausibel ableiten können. Doch ist dies keine Legitimation, diese Expertise über die Selbst-Expertise des hilfebedürftigen Menschen zu stellen. Nicht selten dient ein vorläufiges Ablehnen mehr der Selbstvergewisserung der eigenen Autonomie als der Ablehnung der jeweiligen Handlungen. Steht dies hinter der Ablehnung, hilft es, dreimal ein „Nein" zuzulassen, danach ist es leichter zuzustimmen. Auch gilt es, kritisch den verbreiteten Sprachgebrauch zu reflektieren, dass „Ablehnen" sehr schnell als „Verweigern" übersetzt wird. Besonders bei kognitiv beeinträchtigten Menschen wird ein „Nein" als „Verweigerung gedeutet". Beispielsweise wird eine abgelehnte Medikamenteneinnahme als Medikamentenverweigerung dokumentiert. Bedenkt man, wie viele verordnete Medikamente auch von uns nicht eingenommen werden, da wir ein ungutes Gefühl haben oder von den im Beipackzettel beschriebenen Nebenwirkungen abgeschreckt werden, so lohnt es, eine Medikamentenablehnung auch auf ihre Schlüssigkeit zu überprüfen. Im Begriff des „Verweigerns" deutet sich implizit eine Aufforderung der Disziplinierung an. Doch enthält die Rolle der professionell Pflegenden kein Aufgabenfeld der Disziplinierung. Vielmehr gilt es hier durch Anleitung, Qualifizierung und Beratung pflegerisch zu intervenieren. Bei der Medikamentenablehnung hilft es oft, auch ärztlich überprüfen zu lassen, ob wirklich alle Medikamente notwendig sind.

3.6 Zeit schenken

Je knapper unsere Zeitressourcen sind, desto kostbarer sind unsere Zeitgeschenke. Ein kurzes Innehalten, eine Berührung oder ein Gespräch von wenigen Minuten kann als geschenkte Zeit wahrgenommen werden. Das Großartige an geschenkter Zeit ist, dass man sowohl einen anderen als auch sich selbst beschenkt. Im Schenken von Zeit schenken wir Aufmerksamkeit. Man nimmt sich Zeit, um Zeit zu geben. Pflegende schildern ihre Zeit schenkenden „Slow Care Momente" wie folgt:

1. „Mit dem Patienten in Ruhe Zeit nehmen, auf ihn eingehen und danach das Gefühl haben, etwas richtig gemacht zu haben, jemandem ein gutes Gefühl gegeben zu haben."
2. „In der Psychiatrie auf der geschlossenen Station war eine demenziell erkrankte Patientin, die die ganze Zeit sagte, ich muss hier raus, ich bekomme keine Luft hier". Ich habe sie zehn Minuten nach draußen begleitet und bin mit ihr spazieren gegangen. Danach verstummte ihre Äußerung „ich muss hier raus."
3. „Isolierte Patientin, die schon ewig auf Station war, einfach geredet und Zeit verbracht und nebenher das Zimmer gerichtet mit neuem Verbandsmaterial."
4. „Essen geben bei einem frühgeborenen Säugling mit der Flasche: Säugling ist ruhig, trinkt mit Unterbrechungen, stößt auf, bequemes Sitzen als Pflegekraft, keine Hektik, Interaktion: Lächeln, Resonanz: Kind ist satt, trinkt die ganze Mahlzeit, keine Sondierung notwendig, ist nicht überfordert, schläft anschließend ohne z. B. Bradycardien zu haben. Pflegekraft ist zufrieden, Begegnung mit dem Kind, Atmung sehr ausgeglichen."

Wenn wir Zeit schenken, nehmen wir eine empathische Haltung ein und geben Raum für das „So Sein" des Beschenkten. Geschenkte Zeit sollte absichtslos und frei von Bewertung sein. Es geht um eine personzentrierte Begegnung und zwischenmenschliche Resonanz mit wechselseitigem Entwicklungsraum.

Sprache und Zeitdruck 4

Auch durch Sprache gestalten wir Beziehung und strukturieren Handlungen. Sprache ermöglicht Aushandlungsprozesse. Mit Sprache können wir Nähe und Distanz als auch die Geschwindigkeit regulieren. So sprechen wir bei Pflegehandlungen im Nahbereich über eher Distanz aufbauend allgemeine Themen, um deutlich zu machen, dass es sich zwar um eine pflegerische Nahraumverletzung handelt, aber nicht um Intimität. Diese thematische Regulation wirkt sich zumeist auf die sprechende als auch die angesprochene Person aus. Hier kommt das Unausgesprochene zur Wirkung. Dies zeigt sich oft auch bei Beratungssituationen, die Zeit für ein wechselseitiges Gespräch vorsehen. Nicht selten rahmt der zu Beratende seine Ausführungen mit den Ergänzungen „Ich will Sie nicht aufhalten, Sie haben bestimmt keine Zeit, jetzt klaue ich Ihnen mit all meinen Geschichten Ihre kostbare Zeit ….“. Dieses Aussprechen der Vorannahmen zeigt, wie unerwartet und ungewohnt es für Patienten oder Bewohner ist, dass ihnen im Gespräch beratend Zeit geschenkt wird. Die sprechende Pflege als eigenständige Intervention ist den Patienten und Bewohnern so fremd wie auch der Berufsgruppe selbst. Es fällt Pflegefachpersonen selbst durchaus schwer, ein Gespräch als originäre pflegerische Tätigkeit anzuerkennen. Beim Erlernen des pflegerischen Beratungshandwerks und der sprechenden Pflege wird entschuldigend formuliert: „Ich habe aber nur geredet und sonst nichts getan.“ Zuhören – Verstehen und Reden bedürfen großer Kompetenz und sind sehr wirksam. Durch die Abtönungspartikel „nur“, „sonst nichts getan“ oder „mal eben.., geschwind“ nehmen wir direkten Einfluss auf unsere Handlungen. Langer sagt, dass die Sprache die interessante Eigenschaft habe, unsere Kontrollüberzeugungen verstärken und schwächen zu können (Langer 2009, S. 117). Benutzen

© Springer Fachmedien Wiesbaden GmbH, ein Teil von Springer Nature 2019   19
A. von Spee, *Slow Care – Pflegen ohne Zeitdruck,* essentials,
https://doi.org/10.1007/978-3-658-24433-0_4

wir viele Sprachbeschleuniger wie „schnell, mal eben, geschwind...."‚ so setzen wir uns selbst, aber auch die Personen, an die wir uns sprachlich richten, unter Geschwindigkeitsstress. Durch die Beschleunigungspartikel setzen wir alle an der Situation Beteiligten unter Zeitdruck, ohne dass die Handlungen schneller werden. Beispielsweise ziehe ich meine Schuhe nicht zeitsparsamer oder schneller an, weil ich aufgefordert bin: „mal eben die Schuhe anzuziehen." Durch bewusste Reduktion der Sprachbeschleuniger können wir Stress reduzieren. Denn wie bereits beim Schuhbeispiel gezeigt, handelt es sich real um die gleiche Tätigkeit und Wegstrecke, ob ich jemanden kurz noch zum Röntgen fahre oder ob ich jemanden zum Röntgen fahre.

4.1   Es gibt immer eine Lösung

Besonders wenn wir unter hohem Zeitdruck agieren, stellt sich das Gefühl ein: „Das geht nicht anders." Wenn wir uns total blockiert fühlen, können wir keine Alternativen finden und haben nicht den Blick für mögliche kleine Änderungen. Doch sobald kleine Änderungen erkennbar sind, ist die zuvor angenommene Grenze beweglich. Langer beschreibt dieses Phänomen ermutigend mit den Worten:

> Menschen neigen dazu, ihren gegenwärtigen Zustand als unabänderlich anzusehen. Doch wenn es immer einen Schritt gibt, der so klein ist, dass er uns ermöglicht, unserem Ziel näher zu kommen, dann können wir davon ausgehen, dass die Grenzen, die wir für zwingend notwendig halten, häufig von uns selbst oder, wenn es um dramatischere Dinge geht, von unserer Kultur geschaffen worden sind (Langer 2009, S. 39).

Zu oft verwenden wir leidenschaftlich viel Energie darauf, zu schauen, was nicht geht, anstatt auf das Mögliche zu sehen. Durch die lösungsorientierte Grundhaltung können wir auf kurzem Wege passgenaue Lösungen konstruieren. Die lösungsorientierte Haltung wurde von De Shazer und seinen Mitarbeitern Mitte der achtziger Jahre für die lösungsorientierte Kurztherapie entwickelt (vgl. De Shazer 1989). Besonders im Pflegealltag mit knappen Zeitressourcen verkürzt eine lösungsorientierte Pflegehaltung den Lösungsweg. Je vertrauter diese Sichtweise ist, desto aufmerksamer werden gelungene Situationen wahrgenommen, analysiert und als Ressourcenspeicher eingesetzt.

Übersicht
Die lösungsorientierte Grundhaltung gründet unter anderem auf folgenden
vier Grundsätzen:

- Die Lösung ist bereits im Problem enthalten.
- Wenn etwas gut läuft, mache mehr davon.
- Wenn etwas nicht geht, mache es anders.
- Kleine Maßnahmen haben große Wirkung.

Auf den ersten Blick wirken diese vier Grundsätze sehr einfach. Doch was
bedeuten sie für das tägliche Handeln? Da jedes Problem bereits seine Lösung
mitbringt, muss diese nicht von außen herangeführt werden. Bei jedem Problem
ist die Lösung bereits mitgeliefert. Unsere Aufgabe als Pflegende ist es, sie sicht-
bar zu machen. Hierzu dient die Frage nach dem „Stattdessen". Durch die Fragen
„Was möchte ich stattdessen", „Was möchten Sie stattdessen" wird die Aufmerksamkeit Richtung Lösung gelenkt. Denn erst, wenn ich weiß, was ich möchte,
habe ich ein Ziel, welches ich anstreben kann. Nachdem das Ziel formuliert ist,
folgt die zweite lösungsorientierte Frage nach der Ausnahme. Konkret fragt man,
wann gab es bereits eine Situation, in der man dem Ziel nah war und wie hat
man es da gemacht? Hier wird die Problemanalysekompetenz zur Lösungsana-
lysekompetenz verwandelt. Denn wenn ich weiß, wie ich zu einem anderen Zeitpunkt dem gewünschten Ziel nah gekommen bin, so kann ich diese Schritte jetzt
wiederholen. Bringen sie mich zu meinem Ziel, d. h. es läuft gut, dann mache ich
mehr davon. Sollte es nicht gelingen, gilt es nach einer Alternative zu suchen.
Das über viele Jahre Gelernte üben, üben, üben wird hier außer Kraft gesetzt.
Denn sehr oft hilft bereits ein Perspektivwechsel, um ein Problem zu bewältigen.
Lösungsorientierte Grundhaltung fördert und fordert Kreativität und Mut zum
Ausprobieren. Die gewählten Maßnahmen können sehr klein ausfallen und
dennoch eine große Wirkung haben. Gelingt es beispielsweise in einem Unter-
nehmen, alle Mitarbeiter dazu anzuhalten, stets zu grüßen, gewinnt die Empfangs-
qualität des Unternehmens enorm. Gästen fällt auf, dass stets alle so freundlich
sind. Dies gibt Vertrauen. Jede gelungene Situation enthält Potenzial zur Lösung
eines später auftretenden Problems. Beispiel: Am Abend ist der Patient Herr Seiters sehr unruhig und umtriebig. Sie als Pflegeperson haben heute den dritten
Spätdienst und beobachten dieses Verhalten neu. Jetzt lohnt es zu fragen, was war
an den beiden letzten Abenden anders und wie gelang es da, dass der Patient sich
sicher fühlte und Ruhe fand. Vielleicht haben Sie ihn sehr zeitig versorgt, sodass
er nicht warten musste. Vielleicht erhielt er noch einen Tee zu trinken, was ihm

Geborgenheit gab. Es ist auch möglich, dass Sie Herrn Seiters eine Beschäftigung gegeben haben, indem er den Wagen schieben durfte o. ä. In dem Moment, in dem wir herausgefunden haben, wie die gelungene Situation geschaffen wurde, können wir diese Handlungen wiederholen. Herr Seiters erhält einen Tee. Seine Unruhe verändert sich unwesentlich. Alternativ geben Sie ihm eine Zeitung zum Zusammenlegen und diesmal wird er ganz konzentriert und ruhig.

Es gibt niemals **die** Lösung, aber immer **eine** Lösung. Zu oft wissen wir, sehr akribisch analysiert, warum etwas nicht gelingt, und machen uns keine Gedanken um die Situationen, wo etwas richtig gut läuft. Ein weiteres Symptom für diese Beobachtung ist, dass es leichter fällt, die eigenen Schwächen zu benennen als die Stärken. Alle, die sich in dieser Aussage wiederfinden, sollten bei jeder selbstanalysierten Schwäche drei eigene Stärken benennen. Erschwerend für eine lösungsorientierte Pflegehaltung sind unsere sehr problemorientiert ausgerichteten Finanzierungskonzepte der Pflege. Nichtsdestotrotz generiert eine lösungsorientierte Pflegehaltung berufliches Selbstbewusstsein und Beweglichkeit im pflegerischen Handeln.

4.2   Positiv-ähnlich übersetzen

Stress kommt sehr oft daher, dass der Betroffene sich mit der Situation oder einer Person schwer tut. Mit dem „Tit for Tat" wird nach Friedmann (2004, S. 144) eine Haltung ermittelt und eingenommen, die es dem Gegenüber ermöglicht, souverän mit der als schwierig erlebten Situation oder Person umzugehen. Die energetische Wirkung ist unsichtbar und bedarf keiner kognitiven Kompetenz. Friedmann sagt (ebd.): „Es ist wie ein Zauber. Der Andere kann nicht anders als darauf zu reagieren." Das positiv-ähnliche Übersetzen bedarf etwas Übung und ist dann gut im Alltag einsetzbar. Das Vorgehen, die eigene innere Haltung positiv-ähnlich zu übersetzen und damit dem Gegenüber zu begegnen, basiert auf einem strukturierten Vorgehen.

Positiv-ähnliches Übersetzen (Tit For Tat) nach D. Friedmann

Übersicht
Die 5-Schritte- Tit For Tat:

1. **Wie** verhält sich der Andere/die Situation? Was macht der andere mit mir?
2. **Zwischenschritt:** (noch negativ) Ich verhalte mich…; Hier werden drei Situationsempfindungen notiert.

3. **Tit for Tat** (die drei notierten Situationsempfindungen werden jetzt positiv-ähnlich übersetzt)
   Übersetzungsbeispiel für „das macht mich ängstlich":
   a. Die Situation/die Person macht mich ängstlich.
   b. Ich mache jemanden ängstlich
   c. Wann ist es positiv, jemanden ängstlich zu machen?
   d. Es ist positiv, jemanden ängstlich zu machen,
      wenn ich ihn auf Gefahren hinweise.
   Übersetzung:
   e. Ich weise auf Gefahren hin.
4. **Wo/in welcher Situation** habe ich die drei positiv-ähnlich übersetzten Empfindungen gleichzeitig schon erlebt? Wo waren alle drei positiven Elemente in einer Situation als innere Haltung?
5. **Mit der inneren Haltung der gelungenen Situation** wird jetzt der gegenwärtigen Situation begegnet. Folglich wird jetzt in der Haltung des Positiven der belastenden Situation begegnet. Hierdurch kommt es zur Entlastung und Entspannung.

Sie erleben den Sohn eines Patienten als sehr fordernd. Er sucht täglich den Kontakt zu Ihnen und schildert aus seiner Sicht drastische Missstände. Wieder ist ein Flecken auf dem warmen Kaschmirpullover der Mutter und die Haare liegen nicht in Form. Es ist kurz vor 18:00 Uhr. Genervt wissen Sie, dass er gleich wieder zu Ihnen kommen wird. Diesmal bereiten Sie sich mit einem Tit for Tat auf die Situation vor:
Sie stellen sich die Frage:

1. Was löst die Situation mit dem Angehörigen in mir aus?
2. Ich bin ärgerlich, der sieht gar nicht, was wir hier leisten. Ich bin frustriert. Ich erlebe die Situation als respektlos.
3. Sie erleben Ihr Gegenüber/die Situation als:
   – Ärgerlich < Ich bin ganz im Gefühl
   – Frustrierend < Ich kenne meine Grenzen
   – Respektlos < Ich bin vorausschauend
4. Wann gab es eine gelungene Situation, in der Sie ganz im Gefühl waren, Ihre Grenzen kannten und vorausschauend waren?
   Mögliche Situation: Letzter Kindergeburtstag der 8-jährigen Tochter.
5. Nun gehen Sie in Ihre innere Haltung, dem inneren Gefühl des Kindergeburtstags und begegnen mit diesem guten Gefühl der schwierigen Situation mit dem Angehörigen.

Tab. 4.1 vgl. Arbeitsmaterialien für die Integrierte Lösungsorientierte Therapie nach D. Friedmann

Ich erlebe mein Gegenüber als	Mein Gegenüber
Aggressiv	Sich kraftvoll für sich einsetzend
Verweigernd	Ablehnend, sich abgrenzend
Eigenwillig	Sich positionierend
Ärgerlich	Kraftvoll
Respektlos	Vorausschauend
Anstrengend	Herausfordernd
Antriebsarm	Gemütlich, ruhig
Ängstlich	Sehr vorsichtig
Angreifend	Aktiv auf jemanden zugehend
Beschimpfend	Nachdrücklich einfordernd
Bedrohend	Nachdrücklich warnend
Brutal	Entschlossen
Durcheinandermachend	Jmd. anregend, aufmischend
Frech	Offen heraus, offensiv
Geizig	Vorsorgend
Handlungsunfähig	Abwartend
An mir klebend	Nach Nähe suchend
Nervös	Empfindsam
Panisch	Mit hoher Energie wach
Rebellierend	Um sein Recht kämpfend
Rücksichtslos	Entschlossen
Störend	Aufmerksam machend
Stur	Standhaft, ausdauernd
Taktlos	Spontan
Trotzig	Beharrlich, nachdrücklich
Wütend	Kraftvoll, energisch
Zurückweisend	Grenzen setzend

Da Sie jetzt in einer gestärkten inneren Haltung in die Situation gehen, werden Sie diese geschickt händeln und möglicherweise zu einer neuen verständnisvolleren Beziehung zu dem Angehörigen kommen. Sie entdecken z. B., dass er ausschließlich aus Sorge und Verunsicherung handelt.

Tab. 4.1 gibt eine Auswahl von positiv-ähnlichen Übersetzungsmöglichkeiten, die Sie in Ihrem Alltag ausprobieren können. Die Übersetzungen können Sie aussprechen oder auch nur innerlich für sich vornehmen. Es hat eine große Wirkung, wenn ich beispielsweise einen Menschen als sehr egoistisch erlebe, innerlich zu übersetzen: „Er sorgt sehr für sich." Denn einen selbstsorgenden Menschen kann ich eher stehen lassen, als wenn meine inneren Bilder moralgetränkt von einem eher negativ zu bewertenden Egoismus ausgehen.

Gut für sich sorgen 5

Nur wer gut für sich selbst sorgt, kann auch gut für andere sorgen. Die Pflegetätigkeit setzt eine hohe Selbstreflexion voraus. Gerade im Stress, wo der Zugriff auf das eigene Denkvermögen emotional stark überlagert ist, bedarf es einer besonderen Achtsamkeit. Verselbstständigen sich die eigenen Emotionen, ist die entstehende Situation immer weniger aktiv steuerbar. Eigene Hektik kann ungewollt weitergegeben werden.

5.1 Einfühlsam mit sich selbst umgehen

Im Kopf kreisen folgende Gedanken: „Alles wächst mir über den Kopf. Jeder möchte etwas von mir. Alles am besten jetzt und sofort. Es stellt sich das Gefühl von Unzufriedenheit ein. Am liebsten würde ich alles hinschmeißen. Warum tue ich mir das an? Grübelnd komme ich nach Hause. Selbstzweifel plagen." Innerlich macht sich ein Gefühlskarussell breit, dem man sich machtlos ausgeliefert fühlt. Spätestens jetzt ist ein guter Zeitpunkt für die Selbst-Empathie. Einfühlsam mit sich selbst umgehen. Zunächst gilt es zu klären, welchen Auslöser das aktuelle Gefühlschaos hat. Sind es extrinsische Auslöser wie Personalmangel, permanenter Patientenwechsel, Informationslücken, sehr viele Krankmeldungen, Beschwerden, hohes Arbeitsaufkommen? Oder sind es intrinsische Auslöser wie Versagensangst, Gefühl der Unzulänglichkeit, des im Stich gelassen Seins durch die Leitungen, Sorge um den Arbeitsplatz, Gefühl von Ausbeutung, sich nicht verstanden fühlen, sich ausgenutzt fühlen, u. a.? M. Rosenberg, der Begründer der gewaltfreien Kommunikation, sagt: „90 % unseres Leides entsteht durch unsere Interpretationen." Um Interpretationen vorzubeugen ist es förderlich, durch Wahrnehmung und Beobachtung die Situation, das Erleben oder die Tatsachen sehr

© Springer Fachmedien Wiesbaden GmbH, ein Teil von Springer Nature 2019
A. von Spee, *Slow Care – Pflegen ohne Zeitdruck,* essentials,
https://doi.org/10.1007/978-3-658-24433-0_5 27

konkret zu beschreiben. Sie zeichnen das Bild des Ist-Zustandes ohne Zensor, der bereits voreilig urteilt, bewertet oder auch interpretiert. Ihre mögliche Situationsbeschreibung könnte wie folgt aussehen: „Wir sind heute mit zwei examinierten Pflegepersonen und einer Schulpraktikantin für 30 Patienten auf einer internistischen Station zuständig. Wir haben drei Gastroskopien, eine Koloskopie, sechs Entlassungen und sechs Aufnahmen. Außerdem ist heute Chefvisite. Es ist mein neunter Arbeitstag infolge. Meine Tochter (10 Jahre) ist krank zuhause." Durch den Verzicht auf voreilige Deutungen erkennen Sie die Vieldeutigkeit von Verhaltensweisen und Ereignissen an. Sie gewinnen Zeit zum Reflektieren und schützen sich vor vorschnellen Reaktionen. Indem Sie die Deutung und Bewertung der Situation nach der wertfreien Beobachtungsbeschreibung vornehmen, verhindern Sie das heimliche kraftraubende Hineinschleichen von Urteilen in das eigene Erleben. Urteile verbergen die eigenen Gefühle und Bedürfnisse und trennen diese von der eigenen Wahrnehmung ab. Ihnen selbst und anderen bleibt unerkannt, was einen im Innersten bewegt. Wertende Urteile vereinfachen auf eine Sichtweise und verfestigen Verhalten zu Eigenschaften. Sie trennen den Kontakt zu Ihnen selbst und zu anderen. Sie erschweren, Mitgefühl anzunehmen und zu geben. Auch können wertende Urteile Konflikte entzünden. Das Gute im Schlechten der Urteile/Deutungen liegt darin, dass erkannte Urteile auffordern, nach den verborgenen Gefühlen und Bedürfnissen zu suchen. Es stellt sich die Frage: Was bewegt mich? Welche Gefühle und Bedürfnisse stehen dahinter?

5.2   Orientierung durch die eigenen Gefühle

Gefühle sind das Farbenspiel und das Licht, in dem Sie sich selbst und die Welt stets neu wahrnehmen können. Durch Gefühle erschließen Sie sich die Welt immer wieder neu. Gefühle sind Gegenwart. Sie durchdringen einen jetzt ganz und gar. Gefühle gestalten die Lebendigkeit und Beziehungsfähigkeit und sie machen aufmerksam auf Bedürfnisse. Gefühle geben Orientierung, sie geben innerlich und äußerlich die Bewegung vor. Es lohnt, scheinbare Gefühle von echten Gefühlen zu unterscheiden. Schein-Gefühle sind oft als Gefühle getarnte Bewertungen, Vermutungen, Interpretationen, Annahmen. z. B. „Ich habe das Gefühl, der mag mich nicht". Das dahinterstehende echte Gefühl ist: „Ich bin traurig, ich bin enttäuscht." Da Schein-Gefühle als sehr leidvoll erlebt werden, trennen sich viele Menschen aus Selbstschutz von ihnen. Um das Gefühl hinter dem Schein-Gefühl zu ermitteln, hilft die Frage: „Was fühle ich, wenn ich denke, dass…?" Gefühle sind Vitalzeichen und weisen immer auf menschliche Bedürfnisse hin. Die Bedürfnisse können erfüllt oder auch unerfüllt sein. Wir nehmen

Gefühle wahr, indem wir sie ganzheitlich körperlich und sinnlich spüren. Beispielsweise wird einem bei Aufregung kalt und warm oder vor neuen Situationen zeigt sich das Lampenfieber durch Unwohlsein oder ein flaues Gefühl in der Magengegend. Zumeist nehmen wir zuerst den Körper und dann das Gefühl wahr. Hiervon zeugen Sprachbilder wie zum Beispiel: „Ich habe Schmetterlinge im Bauch, ich habe ganz weiche Knie…" Doch sobald das Gefühl ermittelt ist, beginnt die Suche nach dem dahinterliegenden Bedürfnis.

5.3   Die eigenen Bedürfnisse kennen

Erkennen wir unsere hinter den Gefühlen stehenden Bedürfnisse, so sind wir mit unserem Selbst verbunden. Fritsch (2012, S. 60) sagt: „Bedürfnisse sind das pulsierende Leben in uns. Etwa 10% der Lebensenergie liegen beim Kontakt mit den Gefühlen und 90 % beim Kontakt mit den Bedürfnissen. (…) Bekommen Sie bewussten Kontakt zu Ihrem gerade dominierenden Bedürfnis, so sind Sie in guter Verbindung mit sich selbst. Diese Verbindung gibt erstaunliche Kraft, selbst wenn das Bedürfnis schmerzlich unerfüllt ist." Diese Kraft aus dem Kontakt mit den eigenen Bedürfnissen, die hinter den Gefühlen stehen, gilt es gezielt zur Selbstpflege zu nutzen. Damit diese Kontaktaufnahme gelingen kann hilft es, Bedürfnisse von Strategien zu unterscheiden (s. Tab. 5.1).

Fritsch stellt heraus: „Leid entsteht selten, wenn ein Bedürfnis nicht erfüllt ist; Leid entsteht immer, wenn bevorzugte Strategien unerfüllt bleiben, man aber an ihnen festhält." (2012, S. 60). So ist es beispielsweise außerordentlich belastend, jede ärztliche Visite pflegerisch zu begleiten, wenn diese ständig zu wechselnden Zeiten erfolgt und gleichzeitig die Strategie besteht, es geht immer eine Pflegefachperson mit.

Jedes Verhalten, jeder Gedanke und jedes Gefühl (s. Abb. 5.1) ist darauf ausgerichtet, ein Bedürfnis zu erfüllen. So können Sie sich beispielsweise bezogen auf das Verhalten fragen: „Welches Bedürfnis versuche ich durch mein Verhalten

Tab. 5.1 Gegenüberstellung: Bedürfnisse und Strategien

Bedürfnis	Strategie
• Bedürfnisse sind allgemeine universelle Lebensmotive • Bedürfnisse sind die Beweggründe für das Handeln • Bedürfnisse dienen dem Leben	• Strategien sind konkrete Verhaltensweisen, mit denen die Menschen Bedürfnisse befriedigen

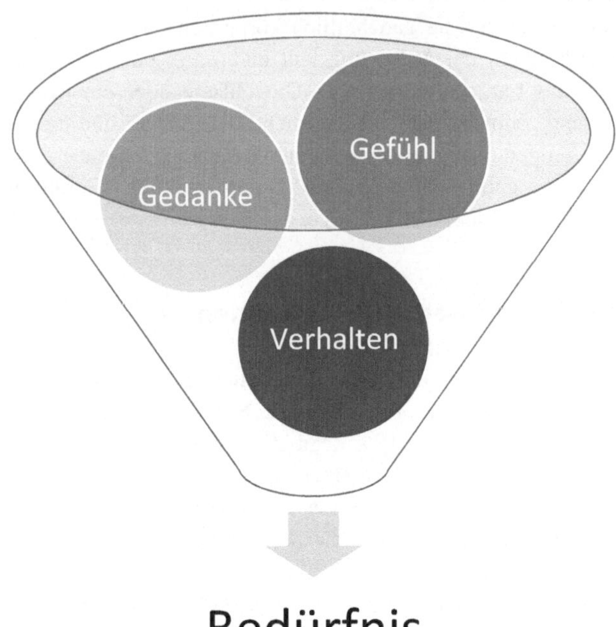

Abb. 5.1 Ausdruck von Bedürfnissen. (Quelle: Eigene Darstellung)

zu erfüllen?" Sobald Sie das Bedürfnis benennen können, stellt sich innerliche Entspannung ein. Die Gefühle zeigen Ihnen Ihre Bedürfnisse und dessen Erfüllungsgrad. Ist das Bedürfnis ganz und gar erfüllt, haben Sie ein sehr wohliges Gefühl. Ist das Bedürfnis unerfüllt, zeigt sich dies in einem eher unangenehmen Gefühl. Die Bedürfnisse hinter den Gefühlen können variabel sein. So kann sich hinter dem Gefühl der Überforderung das Bedürfnis nach Entlastung oder auch nach Kompetenzerwerb verbergen. In Tab. 5.2 finden Sie Anregungen möglicher Bedürfnisse, die sich hinter Ihren Gefühlen verbergen.

Die innere Resonanz, das gute Gefühl im Bauch, sagt Ihnen, ob Sie mit Ihrem angebotenen Bedürfnis richtig liegen. Es zeugt von einer guten Verbundenheit zu sich selbst. Dieses innerliche Eins-Sein mit sich selbst überwiegt das unbedingte Erfülltsein des Bedürfnisses. Unser Denken zeigt sich in Urteilen, Analysen, Bewertungen sowie Interpretationen. Um vom Gedanken auf das dahinterliegende Bedürfnis schließen zu können, gilt es, zunächst das Gefühl zu ermitteln (s. Tab. 5.3). Hierzu dient die Frage: „Welche Gefühle stehen hinter diesem Gedanken?" Als zweiter Schritt folgt die Frage: „Welches Bedürfnis steht

Tab. 5.2 Weg vom Gefühl zum Bedürfnis. (Modifiziert nach Fritsch 2012, S. 68 ff.)

Gefühl	Bedürfnisse
Angst, Unsicherheit, Vorsicht, Sorge	Sicherheit, Klarheit, Kontakt, Wertschätzung, Unterstützung
Erschöpfung, Müdigkeit	Ruhe, Erholung, Kraft, Abwechslung
Hilflosigkeit, Ohnmacht, Resignation	Wirksamkeit
Hunger	Nahrung
Neugierde	Entdecken, Lernen, Nähe, Verstehen, Erkennen
Blockiert – Sein	Kontakt, Sicherheit, Angenommen sein
Anspannung	Entspannung, Sicherheit
Überförderung	Entlastung, Kompetenz, Sicherheit, Wirksamkeit
Langeweile, Lustlosigkeit	Abwechslung, Erleben, Anregung, Inspiration, Sinn, Wirksamkeit, Wachstum, Herausforderung
Skepsis	Vertrauen

Tab. 5.3 Vom Denken zum Bedürfnis. (Angelehnt an Fritsch 2012, S. 65 f.)

Gedanke/Schein-Gefühl	Mögliches Gefühl	Mögliche Bedürfnisse
Ich werde abgelehnt	Traurig, einsam, unsicher sein	Einbeziehung, Freundschaft, Wertschätzung, Annahme
Ich werde angegriffen	Angst, Ärger, Schmerz, Wut	Sicherheit
Ich werde nicht gehört	traurig, verletzt,	Verständnis, Mitgefühl, Rücksicht, wichtig sein
Ich werde provoziert	Schmerz, Wut	Respekt, Verständnis, Feinfühligkeit
Ich werde ignoriert	Scham, traurig, einsam sein	Kontakt, Verbindung, Zugehörigkeit, Bedeutung
Ich werde eingeengt	Ärger, Angst, Hilflosigkeit	Autonomie, Freiheit, Selbstbestimmung
Ich bin im Stich gelassen Ich bin verraten	Niedergeschlagen, wütend, entsetzt sein	Vertrauen, Loyalität, Verlässlichkeit
Ich bin eingeschüchtert	verängstigt, erschrocken, mutlos, schwach sein	Sicherheit, Kraft, Stärke, Gleichwertigkeit

hinter den Gefühlen?" So könnte der Gedanke lauten, so geht es nicht weiter. Das dahinterstehende Gefühl ist massive Verärgerung und Enttäuschung. Hinter diesem Gefühl kann das Bedürfnis nach Klärung und Transparenz sein. Erst jetzt ist es möglich, eine hilfreiche Lösung zu entwickeln, da es nun konkret darum geht, wie dem Bedürfnis nach Transparenz entsprochen werden kann oder auch anzuerkennen, dass eine Transparenz nicht möglich ist.

Ausschließlich jeder selbst ist für die Erfüllung seiner Bedürfnisse verantwortlich. Durch unsere Selbstwirksamkeit erfahren wir ein sehr befreiendes Gefühl. Diese Selbstverantwortung heißt nicht, dass die Mitmenschen an der Erfüllung unserer Bedürfnisse beteiligt werden können. Doch ist es hinderlich, andere für die Erfüllung unserer Bedürfnisse verantwortlich zu machen. Denn wir können nur uns selbst ändern, wir können nicht die anderen ändern. Je größer unser jeweiliger Strategienvorrat ist, um unsere jeweiligen Bedürfnisse zu erfüllen, desto gelassener können wir reagieren. Durch die Selbstbeobachtung ist feststellbar, welche Bedürfnisse sich im Alltag wiederholen. Jetzt gilt es einen Strategievorrat für diese sich wiederholenden Bedürfnisse anzulegen. D. h. z. B.: Sie entwickeln pro Bedürfnis ca. 6–8 Strategien. Beispielsweise haben Sie ein großes Bedürfnis nach Autonomie, Freiheit und Selbstbestimmung. So können folgende Strategien diesem Bedürfnis entsprechen:

- Klären, welche Werte berührt werden
- Für Gestaltungsraum sorgen
- Konventionen auf ihre Sinnhaftigkeit hin befragen
- In einem Wohnmobil wohnen
- Wahlmöglichkeiten schaffen
- Für Abwechslung sorgen
- Grenzen wahrnehmen und Möglichkeiten nutzen

Bei dem obigen Beispiel der Visitensituation, wird das Bedürfnis nach unabhängiger Arbeitsorganisation durch die Strategie, „jede Visite wird pflegerisch begleitet", unerfüllbar gemacht. Ein möglicher Ausweg wäre die Strategie „jede Visite wird pflegerisch begleitet, wenn es arbeitsorganisatorisch möglich ist". Oder die Strategie „jede Visite wird pflegerisch begleitet, wenn sie im abgesprochenem Zeitraum stattfindet". Ihre Strategie können Sie auch mit der Bitte ergänzen, dass Sie gerne die Visite begleiten, wenn sie planbar ist und die Arbeitsorganisation es zulässt. Denn neben dem Zugriff auf eine Strategie können alternativ auch Bitten formuliert werden. Bitten sind Strategien für das Hier und Jetzt. Bitten verschönern das Leben. Hilfreiche Bitten sind sofort umsetzbar, beziehen sich auf das, was Sie wollen, und nicht auf das, was Sie nicht wollen.

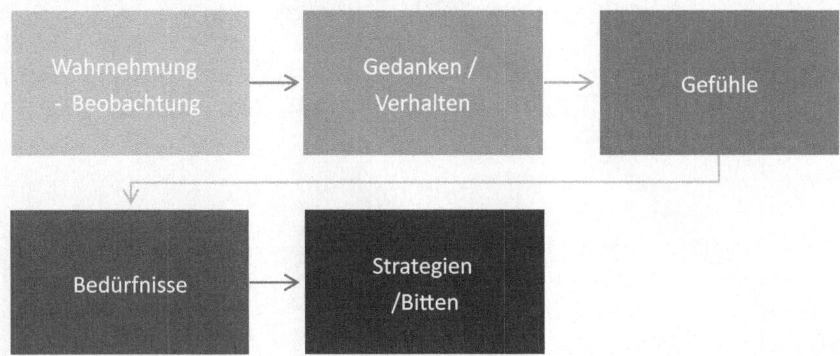

Abb. 5.2 Zusammenfassung der 5 Schritte der Selbst -Empathie. (Quelle: Eigene Darstellung)

Sie sind positiv formuliert, attraktiv und bekömmlich. Die Bitten können Sie an sich selbst, an unmittelbar Beteiligte oder an Dritte richten.

Zusammenfassend erfolgt die Selbst-Empathie in fünf Schritten (s. Abb. 5.2). Durch Wahrnehmen und Beobachten des eigenen Verhaltens, der Gedanken und der ggf. zugrunde liegenden Gefühle wird das dahinterstehende Bedürfnis ermittelt und dann durch Bitten und Strategien ein Umgang mit den Bedürfnissen entwickelt. Beispielsweise komme ich als Pflegende sehr forsch in ein Patientenzimmer und mache kurze Ansage: „Jetzt schnell in den OP". Diese Eile ist von dem Gedanken getragen, „die haben schon dreimal angerufen und wollen endlich loslegen". Das begleitende Gefühl ist, „das schaffe ich nie". Das diesem Verhalten, dem Gedanken und dem Gefühl zugrunde liegende Bedürfnis ist es:„Ich bin zuverlässig, auf mich kann man sich 100% verlassen." Eine mögliche Bitte könnte in dieser Situation sein: „Ich bitte um zehn Minuten. Dann bin ich mit dem Patienten an der Schleuse, dann kann es verbindlich für euch starten."

Nur ein achtsamer und respektvoller Umgang mit sich selbst ermöglicht einen achtsamen und respektvollen Umgang mit Anderen.

Slow Care Momente sammeln 6

Immer seltener erleben die Pflegenden ein Zufriedenheitsgefühl mit dem eigenen Tun. Sie mobilisieren ihre letzten Reserven durch die Erhöhung des Arbeitstempos und stellen resigniert fest, dass dies die Komplexität nicht auflöst. Rationierungen werden vorgenommen, indem beispielsweise die Körperpflege minimiert wird. Dies belastet das berufliche Selbstverständnis. Es wird gegen die eigenen Werte gepflegt, was auf Dauer gesundheitsgefährdend ist. Da dieses Unbehagen am Arbeitsplatz selten Raum findet, nehmen die Pflegenden dieses „Ungute Gefühl" mit nach Hause. Die Aufmerksamkeit ist oft gefangen von dem nicht-Gelingenden und das Gelingende liegt außerhalb von ihr. Das Sammeln von Slow Care Momenten schärft den Blick auf die gelingenden Momente. Je bewusster diese wahrgenommen werden, desto eher können sie gezielt aktiviert werden.

Slow Care Momente sind gekennzeichnet durch erlebte Selbstwirksamkeit und dem Gefühl, eine Situation unter Kontrolle zu haben. Der Moment findet auf Augenhöhe statt und es wird co-kreativ Begegnung geschaffen. Dies führt zu beidseitiger Zufriedenheit und positiver Resonanz. Gemeinsam mit dem Patienten oder Bewohner teilt man Zeit und verschmilzt in hoher Konzentration mit dem Augenblick.

Übersicht
Kennzeichen eines Slow Care Momentes:

- erlebte Selbstwirksamkeit/Gefühl, die Situation unter Kontrolle zu haben
- Moment findet auf Augenhöhe statt
- Begegnung wird geschaffen

© Springer Fachmedien Wiesbaden GmbH, ein Teil von Springer Nature 2019   35
A. von Spee, *Slow Care – Pflegen ohne Zeitdruck,* essentials,
https://doi.org/10.1007/978-3-658-24433-0_6

- beidseitige Zufriedenheit und positive Resonanz
- Ich nehme mir Zeit/Verschmelzung mit dem Augenblick
- Moment mit hoher Konzentration

Slow Care Momente können durch gezielte Gesten oder Handlungen im Alltag einfließen. Sie geben dem Alltag kraftvolle Oasen und gestalten das Miteinander. Beispielsweise können angstlindernde Worte am Abend vor dem Einschlafen bereits ein Slow Care Moment sein. Oft wird dies als Selbstverständlichkeit gewertet bzw. entwertet. Beginnen Sie ihre Übergabe täglich mit Slow Care Momenten der jeweiligen Schicht. Sie werden sehen, jeder Tag hat Slow Care Momente. Je mehr wir unserer Slow Care Momente bewusst sind, desto gezielter können wir sie im Pflegealltag initiieren. Das pflegerische Miteinander hellt sich auf und wir geben uns und den Beteiligten Leben und Lebendigkeit.

Fazit 7

Slow Care versteht sich als eine Haltung, durch die es im Pflegealltag gelingt, immer häufiger Situationen zu gestalten, die mit dem eigenen Pflegeverständnis konform gehen. Je häufiger es uns im Pflegealltag glückt, für gelingende Slow Care Momente zu sorgen, desto höher ist die Arbeitszufriedenheit. Slow Care will dazu ermutigen, sensibler für die erfolgreichen Situationen zu werden und darüber zu sprechen. Tauschen Sie sich mit Ihren Kollegen auch über das Positive aus, denn so wird es größer und es entsteht ein profunder Kraftspeicher für die als schwierig erlebten Situationen. Über die gelungenen Situationen können wir unser professionelles Handeln zeigen und unser Können demonstrieren. Gerade in Zeiten hoher Arbeitsverdichtung und schwer zu besetzender Stellen ist es unabdingbar den Erfolgsgeschichten Raum zu geben und auch Stopp zu sagen, wenn keine Kapazitäten mehr zur Verfügung stehen. Würdevolle Pflege und Begleitung beansprucht eine deutliche Entschleunigung und Achtsamkeit im pflegerischen Miteinander. Die Charta der Rechte hilfe- und pflegebedürftiger Menschen stellt den uneingeschränkten Anspruch, die Würde und Einzigartigkeit eines jeden Menschen ausnahmslos zu respektieren, an ihren Anfang. Für Menschen mit Hilfe- und Pflegebedürftigkeit, die sich nicht selbst vertreten können, setzt sie stellvertretend für den Schutz der Menschenwürde den Staat und die Gesellschaft ein. Slow Care gibt Gedankenanstöße die Perspektiven auf das tägliche pflegerische Handeln zu erweitern und wertesensibel zu reflektieren. Unzumutbarkeiten werden angesprochen und gemeinsam werden gehbare Wege gestaltet.

© Springer Fachmedien Wiesbaden GmbH, ein Teil von Springer Nature 2019   37
A. von Spee, *Slow Care – Pflegen ohne Zeitdruck,* essentials,
https://doi.org/10.1007/978-3-658-24433-0_7

Was Sie aus diesem *essential* mitnehmen können

- Pflegebeziehungen auf Augenhöhe gestalten
- Anders sein ist normal
- Sprache als Werkzeug des Entschleunigens nutzen
- Gepflegter Umgang mit sich selbst – Slow Care durch Selbstempathie
- Slow Care Momente vitalisieren

© Springer Fachmedien Wiesbaden GmbH, ein Teil von Springer Nature 2019
A. von Spee, *Slow Care – Pflegen ohne Zeitdruck,* essentials,
https://doi.org/10.1007/978-3-658-24433-0

Literatur

Bundesministerium für Familie, Senioren, Frauen und Jugend. (Hrsg.). (2007). *Charta der Rechte hilfe- und pflegebedürftiger Menschen*. Berlin: Bundesministerium für Familie, Senioren, Frauen und Jugend.

De Shazer, S. (1989). *Wege der erfolgreichen Kurztherapie*. Stuttgart: Klett-Cotta.

Duden. (2007). *Deutsches Universalwörterbuch: Das umfassende Bedeutungswörterbuch der deutschen Gegenwartssprache* (7. Aufl.). Berlin: Bibliographisches Institut.

Ertl-Schmuck, R., Unger, A., Mibs, M., & Lang, C. (2015). *Wissenschaftliches Arbeiten in Gesundheit und Pflege*. Konstanz: UVK.

Friedmann, D. (2004). *ILP Integrierte Lösungsorientierte Psychologie*. Darmstadt: Wissenschaftliche Buchgesellschaft.

Fritsch, G. R. (2012). *Praktische Selbst-Empathie. Herausfinden, was man fühlt und braucht. Gewaltfrei mit sich selbst umgehen* (4. Aufl.). Paderborn: Junfermann Verlag.

Holzinger, M. (Hrsg.). (2013). *Aristoteles: Die Physik* (Übersetzung von C. H. Weiße 1829). Berlin.

Langer, E. J. (2011). *Die Uhr zurückdrehen? Gesund alt werden durch die heilsame Wirkung der Aufmerksamkeit*. Paderborn: Jungfernmann-Verlag.

Petzold, H. G. (2005). „Vernetzendes Denken". Die Bedeutung der Philosophie des Differenz- und Integrationsdenkens für die Integrative Therapie. *Integrative Therapie, 2017*(10) (In memorium Paul Ricoeur 27.02.1913–20.05.2005. FPI-Publikationen, Verlag Petzold + Sieper Hückeswagen).

Prior, M. (2009). *MiniMax-Interventionen. 15 minimale Interventionen mit maximaler Wirkung* (8. Aufl.). Heidelberg: Carl-Auer.

Schmid, W. (2017). *Vom Schenken und Beschenktwerden*. Berlin: Insel-Verlag.

© Springer Fachmedien Wiesbaden GmbH, ein Teil von Springer Nature 2019   41
A. von Spee, *Slow Care – Pflegen ohne Zeitdruck,* essentials,
https://doi.org/10.1007/978-3-658-24433-0

Zum Weiterlesen

Bailey, E. T. (2014). *Das Geräusch einer Schnecke beim Essen*. München: Piper Verlag.
Müller, E., & Spee, A. von. (2015). *SLOW CARE – Pflegebewegung in der Zeit*. Stuttgart: Deutschen Berufsverband für Pflegeberufe Südwest e. V. https://www.dbfk.de/media/docs/regionalverbaende/rvsw/TOP-Themen/16-02-02-Broschuere-SlowCare-web.pdf.
Seiwert, L. J. (2005). *Wenn du es eilig hast, gehe langsam. Mehr Zeit in einer beschleunigten Welt* (9. Komplett überarbeitete Aufl.). Frankfurt a. M.: Campus.